I0070305

LE

TRAITEMENT DU MAL DE POTT

PAR

F. CALOT (de Berck-sur-Mer)

CHIRURGIEN EN CHEF DE L'HÔPITAL ROTHSCHILD,
DE L'HÔPITAL CAZIN-PERROCHAUD ET DU DISPENSAIRE DE BERCK.

XIIᵉ CONGRÈS INTERNATIONAL DE MÉDECINE
(Moscou, 19-26 Août 1897)

COMMUNICATION A LA SECTION DE CHIRURGIE

AVEC 14 PHOTOGRAVURES DANS LE TEXTE

PARIS

INSTITUT INTERNATIONAL DE BIBLIOGRAPHIE SCIENTIFIQUE

93, BOULEVARD SAINT-GERMAIN, 93

1897

ARCHIVES PROVINCIALES DE CHIRURGIE

PARAISSANT TOUS LES MOIS

Rédacteur en chef : Dr Marcel BAUDOUIN

BUREAUX. — 93, Boulevard Saint-Germain, 93. — PARIS

Les *Archives provinciales de Chirurgie* paraissent à Paris, tous les mois, par livraisons de 64 pages au moins, format grand in-8 raisin. Elles publient seulement des travaux originaux accompagnés, s'il y a lieu, de photogravures dans le texte. Ces travaux sont dus à des chirurgiens français exerçant en province ; mais les colonnes des *Archives* sont en outre ouvertes aux chirurgiens étrangers, à tous les étudiants en médecine, aux externes et internes des hôpitaux et aux chefs de clinique des Facultés et Écoles de Médecine. Quelques pages, à la fin de chaque fascicule, sont réservées à l'analyse bibliographique des mémoires d'ordre chirurgical parus dans les journaux de médecine de province, dans le but spécial de faire connaître ces publications, qu'on a tant de peine à se procurer dans les plus grandes bibliothèques françaises ou étrangères.

ABONNEMENT ANNUEL

France et Algérie	20 fr.
Recouvré à domicile	20 50
Pays étrangers compris dans l'Union postale . . .	23 »
Tous les autres pays	25 »

VENTE AU NUMÉRO

Un numéro : à *Paris*.	2 fr.
— expédié par la poste.	2 25

Les abonnements partent du 1er janvier et ne sont reçus que pour l'année entière. A quelque date de l'année que soit pris l'abonnement, l'Administration de la Revue expédie tous les numéros parus depuis le 1er janvier.

Toutes les lettres, communications, livres, journaux, mandats, relatifs, soit à la Rédaction, soit à l'Administration, doivent être adressés **franco** à M. le RÉDACTEUR EN CHEF-GÉRANT des *Archives provinciales de Chirurgie*, 93, boulevard Saint-Germain, Paris.

INSTITUT INTERNATIONAL DE BIBLIOGRAPHIE SCIENTIFIQUE

PARIS. — 93, BOULEVARD SAINT-GERMAIN, 93. — PARIS

Viennent de paraître :

TRAITEMENT DE LA BOSSE DU MAL DE POTT

par F. CALOT (Berck-sur-Mer)

Chirurgien en chef de l'Hôpital Rothschild, de l'Hôpital Cazin-Perrochaud, et du Dispensaire de Berck.

Brochure, in-8°, de 20 pages, Paris, 1897. — Prix : **1** fr.

SUR LA POSSIBILITÉ D'ARRIVER

A LA

GUÉRISON DE LA LUXATION CONGÉNITALE DE LA HANCHE

par l'intervention sanglante

par F. CALOT (Berck-sur-Mer).

Brochure in-8° de 8 pages. — Prix : 0 fr. **40**.

LA CLASSIFICATION DÉCIMALE

Tables Générales abrégées (Introduction, Tables et Index méthodique).
Brochure in-8°, de 70 pages, 1897. — Prix : **2** fr.

LA CLASSIFICATION DÉCIMALE DES SCIENCES MÉDICALES

Brochure in-8°, de 40 pages, 1896. — Prix : **3** fr.

LA CLASSIFICATION DÉCIMALE DE LA PHYSIOLOGIE

Brochure in-12, in-8°. — Prix : **3** fr.

On trouvera dans ces brochures toutes les explications nécessaires pour comprendre la signification des chiffres, qui sont placés en tête de tous les articles des *Archives Provinciales de Chirurgie*. La connaissance de la Classification décimale, aujourd'hui universellement adoptée, est désormais indispensable à tous les médecins qui ont des recherches bibliographiques à faire, une bibliothèque à classer, etc.

LE TRAITEMENT

DU

MAL DE POTT

LE TRAITEMENT

DU

MAL DE POTT

PAR

F. CALOT (de Berck-sur-Mer)

Chirurgien en chef de l'Hôpital Rothschild,
de l'Hôpital Cazin-Perrochaud et du Dispensaire de Berck.

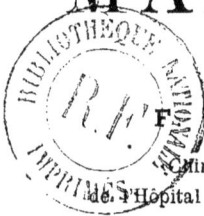

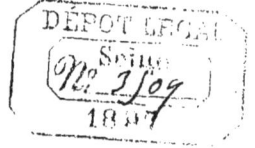

XIIᵉ CONGRÈS INTERNATIONAL DE MÉDECINE

(Moscou, 19-26 Août 1897)

COMMUNICATION A LA SECTION DE CHIRURGIE

AVEC 14 PHOTOGRAVURES DANS LE TEXTE

PARIS

INSTITUT INTERNATIONAL DE BIBLIOGRAPHIE SCIENTIFIQUE

93, BOULEVARD SAINT-GERMAIN, 93

—

1897

LE TRAITEMENT

DU

MAL DE POTT[1]

A ceux qui me considèrent comme trop interventionniste dans le traitement du mal de Pott, je veux faire remarquer dès le début de cette communication que je suis le plus conservateur des chirurgiens en ce qui regarde le traitement des tuberculoses locales.

Mes publications sur ce sujet et plus particulièrement mon livre sur la coxalgie montrent que j'ai soutenu la supériorité indiscutable de la conservation à outrance, à un moment où la résécomanie sévissait encore un peu partout...

Et mon attitude est la même en présence des manifestations tuberculeuses du mal de Pott, c'est-à-dire du foyer tuberculeux siégeant dans les vertèbres ou des manifestations symptomatiques qui en dérivent le plus directement: je veux parler de la paralysie et de l'abcès par congestion.

Ici, comme ailleurs, le traitement idéal est pour moi celui qui comporte le minimum d'interventions chirurgicales. A l'encontre de beaucoup de chirurgiens, je me refuse à attaquer directement, en aucun cas, le foyer vertébral, à opérer jamais par la méthode sanglante une paralysie pottique. Pourquoi, sinon parce que les interventions chirurgicales sont graves et presque toujours inefficaces, mais parce que le chirurgien qui s'abstient systématiquement obtient beaucoup plus de guérisons que celui qui inter-

(1) Communication à la Section de Chirurgie du XIIe Congrès international de Médecine de Moscou (19-26 août 1897).

vient. Pour l'abcès par congestion, je ne fais jamais d'incision, jamais de grattage; quelquefois la ponction suivie d'injections d'éther iodoformé ou de naphtol camphré, et cela dans les cas seulement où l'abcès est très volumineux et menace la peau.

Je ne puis assez m'étonner que les chirurgiens qui ont tout osé et tout fait pour combattre ces manifestations du mal de Pott pour lesquelles l'abstention est cent fois préférable, n'aient jamais songé à lutter contre la gibbosité, qui cependant, si l'on ne s'y oppose, s'installe et s'accroît fatalement. Or, la gibbosité est ici la manifestation symptomatique particulièrement grave. Supprimez la gibbosité, avec ses conséquences immédiates ou éloignées, et le mal de Pott n'est plus la maladie redoutable entre toutes que vous savez. Ne rien faire, cela veut dire s'en tenir aux traitements employés jusqu'à ce jour, car ni les gouttières ni les corsets ne peuvent, en effet, empêcher la gibbosité de se produire et de s'aggraver: tous les chirurgiens le savent; on en trouve du reste l'aveu chez tous les auteurs qui ont écrit sur la question.

Ces traitements classiques peuvent se ramener à ces deux variétés : ceux qui préconisent le repos au lit avec ou sans gouttière ; ceux qui consistent dans le port d'un corset permettant la marche.

Si j'ouvre le traité de Lannelongue sur la tuberculose vertébrale, je lis : « On voit dans le mal de Pott la gibbosité se produire et s'augmenter malgré le décubitus horizontal. Je pourrais citer, ajoute ce maître, un nombre respectable de faits cliniques, dans lesquels la gibbosité a continué à s'accroître, malgré le décubitus assez rigoureux et de longue durée. »

La gouttière de Bonnet est pareillement insuffisante. « J'ai vu, à Berck-sur-Mer, disait un autre chirurgien au Congrès français de 1892 (1), j'ai vu des gibbosités naître et se développer dans les gouttières, et, quant aux corsets, les gibbosités peuvent s'accroître tout à leur aise dans leur intérieur. » « On retire souvent de la gouttière des enfants

---

(1) P. 637 des comptes rendus.

difformes », dit ailleurs Lannelongue; et encore : « La gibbosité se produit dans l'appareil de Sayre, ainsi que je l'ai observé maintes fois sur mes malades et sur des sujets traités par les chirurgiens les plus compétents. »

Ces citations me dispensent d'apporter des observations de malades que j'ai pu voir, soignés par les plus grands des maîtres, et chez qui néanmoins s'était produite et développée une gibbosité plus ou moins grande.

Pourquoi donc m'attarder à établir cette insuffisance des anciens traitements qui est évidente, indiscutable pour tous les chirurgiens ayant eu à soigner un grand nombre de malades atteints du mal de Pott, et aussi — hélas! — pour tous les parents qui ont eu des enfants frappés de cette terrible maladie?

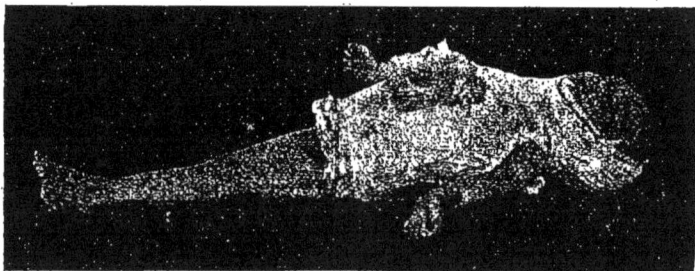

Fig. 1. — Appareil de contention du rachis du D⁻ Calot (Vue antérieure).

Ai-je besoin d'ajouter que c'est uniquement parce que j'ai moi-même constaté sur mes nombreux malades l'impuissance des traitements classiques à arrêter la déviation rachidienne que j'y ai renoncé et que j'ai cherché à combler cette lacune avérée et avouée, en adoptant une autre attitude que mes devanciers et une autre thérapeutique.

Prenons un mal de Pott au début; la gibbosité est à peine appréciable. Comme dans toutes les tuberculoses ostéo-articulaires, deux indications thérapeutiques s'imposent : 1° l'immobilisation du foyer morbide; 2° la décompression des surfaces malades. Or, l'immobilisation parfaite du rachis n'est assurée par aucun des traitements actuellement en usage ; la gouttière de Bonnet, le corset de Sayre, tel qu'il est construit par son inventeur, la planche de Lannelongue, le lit plâtré de Lorenz, ne réalisent qu'une immobilisation très relative.

J'apporte un moyen de contention du rachis absolument parfait, s'appliquant par conséquent à tous les maux de Pott quel que soit leur siège. Les deux photographies

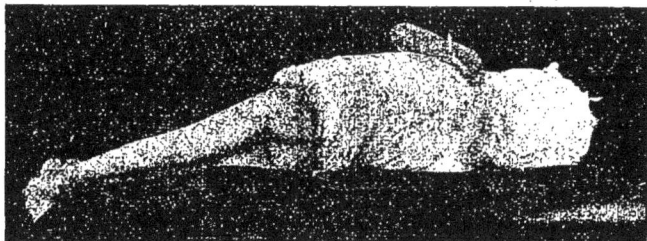

Fig. 2. — Appareil de contention du rachis du Dr Calot (Vue de dos) (1).

ci-jointes (*Fig.* 1 et 2) me dispensent de donner de mon appareil une longue description.

Voilà remplie, d'une manière parfaite, la première indication thérapeutique.

La deuxième indication, à savoir la décompression des surfaces articulaires malades, commande, comme la première, le repos au lit. Mais le repos au lit ne suffit pas ; il laisse persister la contracture musculaire, qui est une cause de compression permanente du foyer tuberculeux.

Tous les chirurgiens, qui se sont occupés de la question, sont d'accord sur ce point de doctrine ; et c'est pour cette raison qu'ils ont proclamé la nécessité de l'extension continue. Ollier, Lannelongue, tous les grands maitres la font ou plutôt essaient de la faire ; car l'extension continue, excellente en principe, est d'une réalisation pratique excessivement difficile ; je dirai même impossible. — Oui, il est impossible, pour les maladies de la colonne vertébrale

(1) Si le mal de Pott est inférieur, l'appareil s'arrête en haut à la base du crâne.

d'appliquer exactement l'extension et la contre-extension
à la place indiquée, suivant les différents siéges du mal
de Pott, de faire que cette extension soit suffisante, de
faire surtout qu'elle soit vraiment continue. Malgré tous les
efforts, tous les soins, toute la surveillance, cette extension
est empêchée à certains moments par quelque léger dépla-
cement de l'enfant; le moindre *impedimentum*, qui se
trouve dans le lit; un lien qui cède, etc.... N'est-ce pas là
autant d'occasions de petits mouvements de va et vient
des surfaces malades, de petits heurts, de petits traumatismes, c'est-à-dire autant de causes de progression du
foyer malade et n'allez-vous pas ainsi manifestement contre
le but que vous poursuivez?

Eh bien, cette décompression, ce non-contact, dont le
principe est proclamé par vous et que vous êtes dans l'impossibilité de produire ou que vous produisez si irrégu-
lièrement et si mal, je le réalise d'un coup, en quelques
secondes, et immédiatement je fixe dans cette position de
léger écartement des surfaces malades la colonne vertébrale de mon sujet, grâce à l'application du grand appareil
platré circulaire que j'ai décrit. Voilà, en quelques mots,
le traitement nouveau que je viens proposer contre le mal
de Pott: *un traitement qui réalise la décompression des
surfaces malades dans l'immobilisation absolue du rachis et le décubitus horizontal.*

Ainsi donc, pour moi, les indications thérapeutiques, et
je dirai même les principes qui me guident sont les mêmes
que pour les auteurs classiques. J'y satisfais d'une manière
que je crois être parfaite, tandis que les moyens et les procédés qu'ils avaient à leur disposition étaient notoirement
insuffisants.

J'ai dit que je considérais ma manière de faire comme
parfaite, avec les perfectionnements que j'y ai apportés
depuis ma première communication. La décompression,
le léger écartement des surfaces articulaires s'obtient, avec
ou sans chloroforme, par une traction très douce de quelques
secondes. Il suffit de l'avoir vu exécuter une fois pour se
rendre compte qu'elle est d'une bénignité assurée dans
tous les cas. Le traumatisme n'est certes pas supérieur

*

aux mille petits traumatismes supportés par le foyer vertébral d'un malade soumis à votre extension continue.

La construction de l'appareil me prend une dizaine de minutes à peine; et c'est tout pour les trois ou quatre mois pendant lesquels ce bandage restera en place. S'il est bien fait, il maintient très exactement le rachis dans la position où on l'a placé. Ceci est une affaire d'habitude; il ne donne non plus que rarement des escarres entre des mains exercées. Enfin, il n'empêche pas plus les soins de propreté que l'appareil plâtré de la coxalgie remontant jusqu'aux aisselles.

Remarque intéressante. Ceux qui ont fait ce dernier reproche à mon appareil recommandent une minerve plâtrée pour les maux de Pott cervicaux et acceptent le grand appareil de la coxalgie; réunissez ce dernier appareil à la minerve et vous aurez le plâtré que je fais! Pour faciliter les fonctions viscérales, je découpe actuellement une grande fenêtre sur la partie antérieure du bandage; je n'embrasse la tête que s'il s'agit de maux de Pott haut placés et encore, dans ces cas, je n'emboîte que la base du crâne, laissant le front et le haut de la tête libres.

En recherchant les meilleurs moyens de guérir le foyer tuberculeux et d'arrêter la déviation, j'ai corrigé cette déviation. Oui, je le proclame bien haut: le meilleur moyen d'empêcher les surfaces malades de se détruire l'une l'autre par les frottements répétés, c'est de les séparer; le meilleur moyen d'arrêter une gibbosité dans sa marche, c'est de la corriger. Et cet objectif reste le même pendant toute la durée de l'évolution active de la maladie; quiconque voudra être logique devra, à toutes les périodes, corriger la gibbosité pottique. Je ne dis pas la corriger intégralement — ceci est une autre question —, mais empêcher le contact des surfaces malades: ce qui veut dire redresser peu ou beaucoup.

Ceci me paraît d'une logique rigoureuse. Vous qui parlez de réclinaison, d'extension continue, voire même de redressement continu, n'acceptez-vous pas le principe de l'écart des surfaces articulaires, c'est-à-dire le principe de mon redressement immédiat? Et ne devez-vous pas, pour être encore logiques, l'accepter à toutes les périodes de la maladie (j'entends du mal de Pott en évolution active)?

Malgré l'opposition absolue qui paraît exister en votre conduite et la mienne, je répète que le principe qui nous guide est le même, et le même encore l'objectif que nous poursuivons ; mais, tandis que cet objectif, par vous ambitionné, vous ne pourrez jamais l'atteindre par vos procédés actuels, je suis assuré de l'atteindre par ma méthode.

Mais pour vous refuser encore à accepter ma méthode, il vous sera permis, je le veux bien, de m'objecter le danger d'un redressement immédiat et de faire vos réserves sur les limites de son application. Nous allons discuter rapidement ces deux objections.

1° *Les dangers du redressement immédiat.* — L'on m'a reproché de procéder avec trop de force ; j'ai déjà répondu à ce reproche ; et avec ma technique actuelle je suis persuadé que je ne saurais causer aucun dommage à mon malade, soit au point de vue immédiat, soit au point de vue éloigné, par exemple au point de vue de la prédisposition que mon intervention pourrait constituer à une méningite ou à une tuberculose généralisée. Et, lorsqu'il s'agit de gibbosités prononcées, je ne fais actuellement en une séance que la correction qui peut se faire par ces mêmes manœuvres très douces et sûrement inoffensives.

C'est vous dire comme je tiens à ce que ce premier point soit bien acquis : l'innocuité absolue de l'intervention ; donc pas d'hémorragie à craindre, pas de lésions médullaires, pas de rupture d'abcès.

Voici la deuxième objection qui, pas plus que la première, n'a le mérite de la nouveauté : vous amenez, me dit-on, un écartement des deux fragments et il ne se comblera pas par un cal osseux, donc la déviation se reproduira. J'ai déjà fait remarquer que ceux qui parlent d'extension continue et surtout de redressement continu, admettent implicitement la possibilité de la réparation de cet écart — sinon, je ne comprends plus rien à leur langage... Oui, par quelle aberration étrange ceux-là mêmes qui ont la prétention de faire un redressement continu viennent-ils ensuite affirmer l'impossibilité pour la nature de réparer un écartement, quel qu'il soit, produit entre les deux segments vertébraux ?

Les esprits avisés se sont bien gardés, au contraire, de

dire que la réparation ne se fait pas; tout au plus esti-
ment-ils qu'elle ne se fera pas abondante. Cette restriction,
je l'admets; mais qu'au travail de destruction succède un
travail de réparation, lorsque la tuberculose guérit, cela
n'est point douteux au point de vue doctrinal : cela se
voit sur les os des membres (1).

C'est le principe sur lequel reposent les résections sous-
périostées. Pourquoi la tuberculose serait-elle autre au
rachis qu'ailleurs? Tout au plus pouvez-vous dire que la
réparation se fait moins ici que dans les membres, qu'elle
se fera surtout moins bien si le périoste est détruit presque
en entier, et c'est ce que dit Ollier se gardant bien de dire qu'il ne se fait pas un travail de réparation. Mais ces réserves sur l'étendue de ce travail de la nature, je les comprends; je vais plus loin : j'accorde même que la réparation sera nulle si la tuberculose, au lieu d'évoluer vers la guérison, évolue vers la destruction pro-gressive comme chez les maux de Pott de vos autopsiés morts dans l'épuisement progressif et la cachexie.

Voyez les pièces de nos musées où ce travail de réparation a eu le temps de se faire: par exemple cette pièce (*Fig*. 3) du Musée du Val-de-Grâce (Redard). L'on aper-çoit sur la partie antérieure des corps vertébraux des produc-tions osseuses nouvelles, dont la valeur, on en conviendra, n'est pas négligeable.

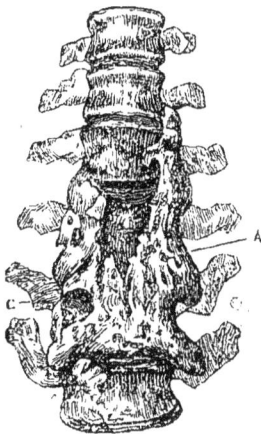

Fig. 3. — Corps vertébraux avec production osseuses nou-velles.

---

(1) Veut-on quelques faits? Ollier a cité un cas de réparation considérable du sternum à la suite de carie tuberculeuse,
malgré que le périoste fût détruit en plusieurs places. Péan citait
récemment un cas de régénération considérable de l'humérus à la
suite de tuberculose, et moi-même un cas de régénération du fémur
sur une longueur de 6 centimètres, malgré la destruction presque
complète du périoste à la suite d'une coxalgie suppurée.

Je signalerai encore, entre autres pièces du Musée Dupuytren, les n°ˢ 258 CDE comme des exemples du travail de réparation et de la production d'ossifications périphériques. Dans la pièce 258 G, l'on voit des productions osseuses nouvelles et solides, et dont quelques-unes sont sous forme de stalactites, maintenir les vertèbres dans leur position anormale.

Je vois, sur la pièce 264, de la partie antérieure du corps de la cinquième lombaire et du bord supérieur et antérieur de la première pièce du sacrum, partir des végétations osseuses très prononcées, qui se recourbent et s'inclinent les unes vers les autres.

Dans la pièce 265 se sont produites également des jetées osseuses qui maintiennent les os dans leur position vicieuse.

La pièce 265 b appartenant à un très jeune enfant est encore plus intéressante ; on voit sur la partie latérale droite de la face antérieure de la troisième vertèbre lombaire, une apophyse osseuse qui semble constituée par l'ossification du grand ligament antérieur.

Cette apophyse est longue de 2 centimètres environ ; elle est en rapport, sans y adhérer, avec la face antérieure des deux dernières lombaires ; elle constitue une espèce de support, s'opposant à une inflexion plus considérable...

Il y a mieux : je puis apporter au Congrès la preuve indiscutable de l'existence de ce travail de réparation en vous présentant des radiographies prises sur mes malades opérés.

En voici une (Voir *Fig.* 4) où le travail réparateur est bien terminé ; c'est la radiographie du troisième malade par moi présenté à l'Académie, qui alors déjà marchait droit. Ce malade avait une gibbosité moyenne datant de deux ans.

Voici qui est encore plus probant. C'est une radiographie prise sur un enfant redressé depuis trois mois et demi seulement. Nous saisissons ici sur le vif le travail de réparation, qui est en train de se faire (Voir *Fig.* 5).

Je veux, à dessein, négliger les autres détails de cette radiographie, pour mettre exclusivement en relief le point si important de la production de travées osseuses nouvelles au niveau de la séparation des deux segments de la colonne vertébrale. Cette production est ici indiscutable ; on voit

partir des faces latérales, rongées en coup d'ongle, de la
première vertèbre lombaire, deux travées osseuses de
8 à 10 millimètres d'épaisseur et de 1 cent. 1/2 à 2 centimètres de long, qui vont en convergeant l'une vers l'autre
de manière à se toucher à leurs extrémités inférieures et
qui réunissent le segment rachidien supérieur au segment

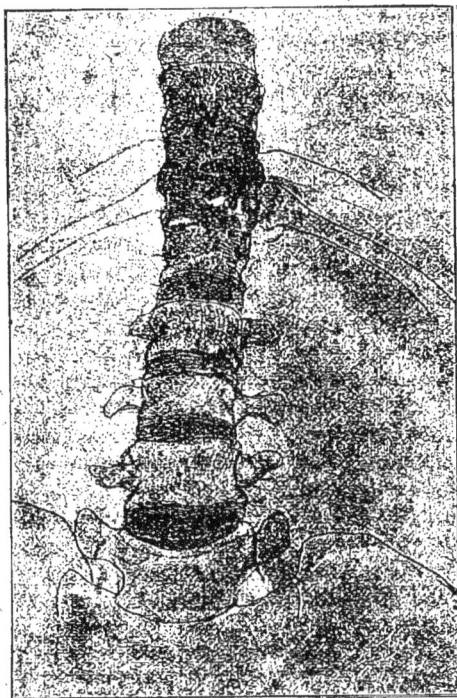

Fig. 4. — Radiographie d'un pottique redressé depuis 10 mois, où l'on
peut voir que la réparation est complète.

inférieur, c'est à dire à la colonne osseuse formée par les
parties restantes des trois dernières vertèbres lombaires
qui avaient été touchées profondément par la maladie.
Sur les parties latérales de celles-ci se voient d'autres
productions osseuses, véritables stalactites.

Il s'est donc produit en 3 mois 1/2 chez cette enfant des travées osseuses, qui à la rigueur seraient déjà suffisantes pour étayer sa colonne vertébrale redressée; mais ce travail de réparation sera autrement considérable en un an.

Rapprochez, par la pensée, de ces productions osseuses d'une hauteur de 1 cent. 1/2, qui se sont faites en avant, le tassement qui peut mesurer trois centimètres et plus qui

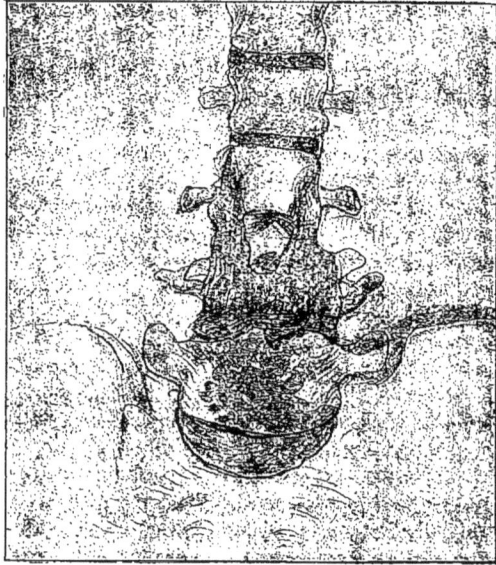

Fig. 5. — Radiographie d'un enfant redressé depuis trois mois et demi, où l'on voit le travail de réparation en train de se faire.

se fait en arrière, et vous conviendrez que l'on puisse arriver à une réparation solide dans la rectitude, après le redressement de gibbosités même assez considérables.

Je veux ajouter que chez l'enfant radiographié ici l'état général était excellent, ce qui nous explique l'abondance et la rapidité avec lesquelles se sont faites les réparations osseuses; et que chez un enfant cachectique l'on ne pourra pas espérer un pareil résultat...

J'attirerai votre attention sur un autre point : j'ai dit que le meilleur moyen d'arrêter la gibbosité, c'est de la corriger. Cette figure ne vient-elle pas démontrer ce que je disais alors ? Voilà trois vertèbres déjà malades ; si le foyer était resté soumis aux mille petits mouvements des traitements ordinaires et à la compression des surfaces, ces vertèbres se seraient détruites fatalement ; en étayant le rachis avec le redressement, on les sauve ; on peut dire en toute vérité qu'en corrigeant cette gibbosité on a préservé le malade d'une gibbosité incomparablement plus grande.

La preuve est donc faite, ce me semble. Mais j'ai, pour ceux qui ne verront pas les clichés de mes radiographies(1), pour les opposants quand même, un troisième argument dont personne ne niera la valeur, je pense. Vingt de mes opérés marchent déjà. L'Académie a vu les premiers : ils marchaient droits ; tous les Académiciens ont pu le constater et l'ont constaté.

Que peuvent les plus beaux arguments théoriques contre un seul de ces faits ?

Donc le travail de réparation se fait. Il se fera plus ou moins abondamment suivant l'état général des enfants, mieux sauvegardé à Berck, certes, que dans les grandes villes, suivant la gravité de la tuberculose, suivant que le périoste sera ou non détruit, suivant qu'il y aura telle ou telle disposition anatomique favorable à la réparation, etc. Mais, dit-on, ce travail de réparation a des limites. J'ai été le premier à le dire, et c'est évident ! Les opposants me font dire que je compte sur la réparation entière du rachis antérieur, lorsque l'on a produit un écartement de six ou huit centimètres. C'est un procédé de discussion vraiment trop commode. — Je n'ai jamais rien dit de semblable. — Que l'on se reporte à ma communication de l'Académie et l'on verra que je n'ai jamais promis la guérison intégrale que pour les gibbosités datant de quelques mois... quatre ou six mois, disais-je, admettant par contre que l'on ne puisse généralement espérer qu'un résultat partiel dans les vieilles

(1) J'ai montré ces clichés aux membres du Congrès.

gibbosités, parce que la puissance de réparation de la nature a évidemment des limites,... sans qu'on puisse établir d'avance ces limites pour tel ou tel cas particulier.

C'est pour ces raisons que dans les vieilles gibbosités, si le mal de Pott est encore en évolution active, je redresse partiellement et progressivement.

Premier avantage de cette manière de procéder : j'obtiens ce redressement partiel par des manœuvres aussi donces que celles qui me suffisent pour le redressement intégral des petites gibbosités.

Deuxième avantage : je n'amène ainsi à chaque nouveau redressement qu'un écartement que je crois susceptible de se combler. Effectivement, en procédant de cette façon j'ai eu plusieurs fois la sensation que donnerait la rupture de petites trabécules osseuses produites à la portée antérieure du rachis depuis la précédente intervention.

Pour aider à comprendre de quelle manière la nature pourra dans certains cas, assez défavorables a priori, arriver cependant à conserver d'une manière à peu près intégrale la correction obtenue, je rappellerai qu'il n'est pas absolument nécessaire pour que le rachis se maintienne dans la rectitude que l'écartement de la partie antérieure se comble.

Il est aujourd'hui scientifiquement établi par des pièces anatomiques connues de tous, comme celle représentée ici et due à mon ami Regnault, que l'ankylose des lames vertébrales et des apophyses, ankylose (1) qui est fréquente à la suite du mal de Pott, suffit à étayer le rachis, même lorsque persiste un vide au niveau des corps vertébraux (*Fig.* 6). *Mais qui peut dire quel est, dans tel cas particulier, l'écartement produit en avant par les manœuvres de redressement?*

Voici en effet une chose non soupçonnée et qu'il nous a été permis de constater dans plusieurs de nos radiographies: c'est qu'il se produit du fait même du redressement, un glissement des apophyses articulaires, d'où une descente en masse, un tassement du rachis réduisant très notablement la distance qui sépare les segments

---

(1) Cette ankylose pourra être favorisée ou produite d'emblée; il suffira de réunir les lames par leur périoste désaché et suturé.

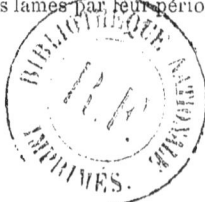

des corps vertébraux. Depuis j'ai trouvé la confirmation de ce fait dans plusieurs pièces anatomiques, en particulier la pièce n° 261 a du Musée Dupuytren où l'abaissement en masse du rachis, sans formation de gibbosité est de 2 centi mètres. Combien plus considérable sera chez nos redressés le tassement du rachis postérieur en raison même de la ré- sistance de la cage thoracique et des organes de la partie antérieure du tronc! *D'après certaines de nos radiogra phies, ce tassement pourrait mesurer 3 ou 4 centimètres.*

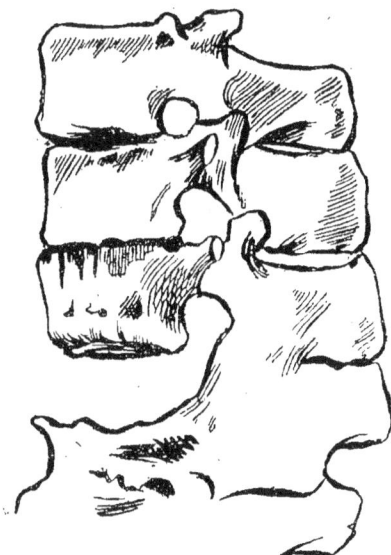

Fig. 6. — Grâce à l'ankylose des lames vertébrales, le rachis est solide, malgré l'existence d'un vide à sa partie antérieure.

Encore une disposition anatomique qui peut se pré- senter et que j'ai trouvée dans une opération *post mortem* faite par moi tout au début de mes recherches pour un cas de vieille gibbosité. Un espace de 4 centimètres séparait les deux segments sur la ligne médiane, mais sur les parties latérales existaient deux travées osseuses ayant conservé des moyens de nutrition et séparées de 1 à

2 millimètres seulement des deux segments; certainement ces travées auraient servi puissamment à la réparation si l'enfant avait été redressé.

Pour les bosses vieilles de 4 ans, il faut s'abstenir, disait récemment M. Monod, à l'Académie de Médecine de Paris. J'avoue qu'il ne me paraît pas si facile que cela de prendre parti pour ou contre l'intervention en pareil cas. Si le chirurgien n'avait d'autre souci que celui de sa statistique, oh oui, certes, il élaguerait ces cas défavorables, pour ne conserver que les bons cas de gibbosités au début qui doivent augmenter la proportion des résultats complets.

Mais la question se pose autrement en pratique. Récemment encore, un de nos plus grands maîtres m'adressait un enfant avec une gibbosité de cette variété, — déjà vieille de cinq ans, — et s'accroissant toujours. « Nous ne vous demandons qu'une amélioration, me disait-il, ou même simplement un arrêt de cet effondrement du rachis. »

Si je n'avais pensé qu'à moi, j'aurais laissé s'aggraver cet effondrement; mais en présence d'une situation semblable, le praticien qui fait abstraction de sa vanité chirurgicale et recherche avant tout le bien de son malade ira lutter dans la mesure de ses forces, prudemment et progressivement, contre cet écroulement du rachis. Il arrivera à l'arrêter, et s'il arrive en outre à corriger partiellement la gibbosité, ce qui sera toujours, il pourra à bon droit estimer qu'il a fait œuvre utile ; les parents l'estimeront avec lui, tandis que les opposants et les contradicteurs ne voudront voir certainement dans des cas de cette nature que la distance qui sépare le résultat obtenu de la perfection idéale (1). Oh ! leur attitude est certes plus commode, j'en conviens aisément, l'attitude qui consiste à assister impassible, indifférent à l'effondrement chaque jour croissant de ce malheureux pottique !...

---

(1) Que le lecteur jette les yeux sur la dernière figure de ce mémoire. Il verra le résultat obtenu chez un enfant qui avait sa bosse depuis près de 6 ans ! — Eût-il donc mieux valu s'abstenir et abandonner cet enfant avec cette horrible difformité?

D'après ce qui précède, l'on voit que tout en ne me ber-
çant pas d'obtenir ici des résultats parfaits (1), je ne
suispas pour l'abstention systématique dans le cas de
vieilles bosses..., pourvu que la colonne vertébrale ne
soit pas soudée. Car je n'ai parlé jusqu'ici que des gibbosités
en évolution active. Si la soudure est faite, les conditions
changent.

· Mais comment établir cette distinction entre les gibbosités de l'une et de l'autre variété ? Les signes cliniques
n'ont pas une valeur absolue pour établir ce diagnostic.

La radiographie est utile ; mais en raison des difficultés
pratiques qu'il y a dans grand nombre de cas à obtenir des
images nettes, elle ne permet qu'assez rarement de résoudre
le problème. Voici ma règle de conduite pour les cas douteux. Je soumets le malade à l'examen sous le chloroforme
et à quelques tractions du rachis. Si la colonne résiste
solidement à une traction de 40 à 80 kilog., suivant l'âge,
je n'insiste pas, la colonne vertébrale est soudée. Je
m'abstiens de manœuvres capables de briser le rachis pour
deux raisons, parce que, en pareil cas où la gibbosité
n'augmente presque plus, le bénéfice que l'on obtiendrait ne
compense pas, ce me semble, le risque que l'on ferait
courir au malade.

Le risque immédiat est constitué : 1° par des hémorragies
possibles au niveau de la surface de section de l'os ; 2° par
un danger de paralysie, parce que le brisement se ferait
au-dessus ou au-dessous de l'ankylose angulaire (comme
cela se passe d'ailleurs dans certains cas de redressement
de l'ankylose angulaire du genou).

---

(1) Si je constate que dans tel cas le bénéfice obtenu ne se
maintient intégralement qu'à l'aide d'un corset, je n'hésiterai
pas à conserver ce corset pendant plusieurs années, comme le
conseille Péan. Si dans tel autre cas le bénéfice ne se maintenait
pas satisfaisant à mes yeux et aux yeux des parents, je n'hésiterais
pas à m'en aller faire au niveau de la saillie restante l'ablation de
un ou deux arcs postérieurs. Ce qui en ferait la gravité, c'est le
risque d'ouvrir le foyer tuberculeux et d'inoculer la plaie opératoire,
et de laisser une fistule, mais ce risque n'existera pas ici, puisqu'il
ne peut être question de faire cette correction supplémentaire que
lorsque le foyer tuberculeux sera complètement éteint.

D'après les lois de la mécanique, cette rupture devrait bien avoir lieu au niveau de l'angle, mais seulement dans le cas où les deux segments coudés auraient la même résistance sur tous les points, or la résistance est bien plus grande ici sur le point de coudure que sur les points voisins. La rupture se faisant au-dessus ou au-dessous (dans le point le plus faible), il en résulterait une double coudure du rachis entraînant, cela se conçoit, un danger sérieux de paralysie.

L'on conçoit également que des manœuvres capables de produire le brisement du rachis constituent un traumatisme sérieux, capable peut-être de réveiller une tuberculose éteinte ou de créer une prédisposition à la méningite et à la granulie. Il serait encore moins dangereux et plus chirurgical de s'en aller dans ces cas sectionner à ciel ouvert l'angle de soudure du rachis, en adoptant le manuel opératoire que j'ai décrit et exécuté; mais les risques de cette intervention ne me paraissent pas encore assez réduits à l'heure actuelle pour le bénéfice orthopédique qu'on en peut attendre. Espérons que cette opération deviendra un jour assez inoffensive pour être appliquée utilement à des cas de cette nature (!).

En somme, vous voyez que je réserve complètement pour l'instant cette question de la valeur et de l'opportunité d'une intervention très considérable pour ces cas de vieilles gibbosités avec soudure complète de la colonne vertébrale.

En attendant nous pouvons, par des manœuvres qui n'ont pas la moindre gravité, arriver à corriger d'une manière assez sensible certaines de ces déviations :

1° Par l'ablation des apophyses épineuses souvent saillantes ou même recouvertes de bourses séreuses développées; ce qui est un premier bénéfice ;

2° En faisant appel, par des manœuvres de traction, à l'élasticité des disques intervertébraux non détruits par la maladie. Si les deux segments rachidiens infléchis étaient composés de deux barres fixes, comme cela est dans l'an-

---

(1) Voir, à ce sujet, ma première communication.

kylose angulaire du genou, l'on ne pourrait espérer aucun redressement sans consentir au brisement de l'os, mais la colonne vertébrale est composée de chaînons quelque peu mobiles, surtout chez les jeunes sujets, et l'on peut, grâce aux très légers déplacements que nos manœuvres de traction amènent au niveau de chacune des jointures restées saines, arriver sans rien briser à atténuer la courbure du rachis, et en changeant les points de pression régler dans une certaine mesure la croissance en légère correction de la colonne vertébrale. N'est-ce pas par un procédé un peu comparable à celui-ci que nous pouvons arriver à la longue, à la correction au moins partielle des courbures de la scoliose grave, sans rien briser et sans amener de séparation des segments rachidiens infléchis?

Mais il faut bien l'avouer, le bénéfice que l'on peut espérer obtenir par ces manœuvres bénignes n'est pas bien notable et demandera par contre un très long temps. Aussi faut-il en pareil cas ne pas cacher aux parents, qui vous supplient toujours d'intervenir, que le résultat sera peu brillant, et ne céder à leurs sollicitations que s'ils se résignent d'avance à ne pas avoir d'autre correction que celle que peuvent donner les manœuvres plus haut décrites.

Dans certains cas de vieilles gibbosités soudées une indication nette d'intervenir se tire de l'existence d'une paralysie. Les manœuvres de redressement seront dans ce cas, il est vrai, beaucoup plus dirigées contre la paralysie que contre la gibbosité. Chez un malade âgé de 18 ans, à gibbosité ancienne, je viens d'obtenir la guérison d'une paralysie datant de près d'un an. Actuellement, trois mois après les manœuvres de redressement, le malade marche sans béquilles et même sans l'appui d'une canne.

Ce que je viens de dire résume l'impression que laisse l'expérience que j'ai du traitement nouveau.

Cette expérience s'appuie sur 204 applications du redressement.

Résultats.

Sur 204 pottiques redressés, je n'en ai pas perdu un seul sur la table d'opération, soit du chloroforme, soit d'une autre cause; mais j'en ai perdu 2 dans les quelques jours

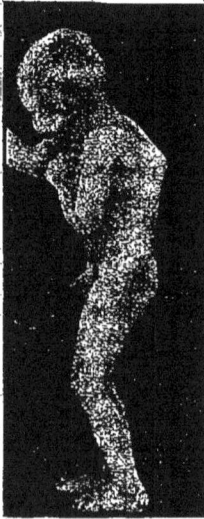

Fig. 7. — Gibbosité datant de 1 an.

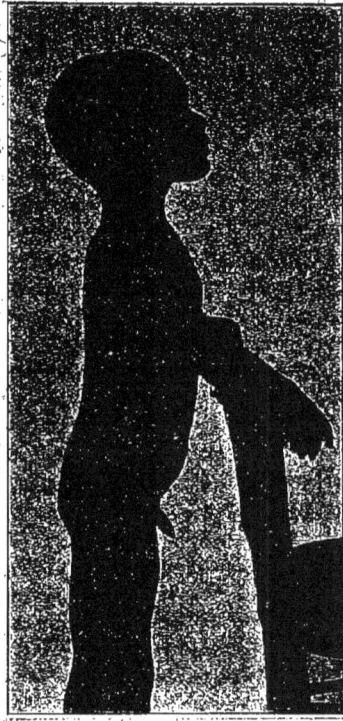

Fig. 8. — Le même enfant redressé.

qui ont suivi l'intervention; 1 de broncho-pneumonie et 2 de méningite, environ trois mois après l'opération.

J'ai cru devoir attribuer les insuccès post-opératoires au très mauvais état général de ces enfants, si bien que depuis je refuse d'opérer les enfants trop cachectiques ou dont les poumons sont en mauvais état.

Pour les enfants, qui ont succombé à la broncho-pneumonie et à la méningite, je ne m'arrêterai pas à discuter la question de savoir dans quelle mesure le redressement a pu agir comme cause prédisposante de la maladie. Je ne puis guère admettre cette relation, les manœuvres n'étant certes pas plus traumatisantes que les mille mouvements que fait l'enfant si mal maintenu partous les autres traitements soi-disant immobilisateurs. Toutes les personnes de bonne foi reconnaîtront que le chirurgien, ayant affaire à des enfants tuberculeux et presque tous très chétifs, ne pourra jamais les garder, quoi qu'il fasse, de tout danger de méningite ou de granulie. Je me suis attaché à supprimer tout ce qui dans les manœuvres de redressement pourrait constituer une prédisposition à ces manifestations morbides et je crois y être arrivé d'une manière absolue; il ne serait pas excessif de soutenir que du jour où les enfants sont immobilisés parfaitement en bonne position ils sont plus à l'abri, par le fait même, des complications ordinaires de la maladie.

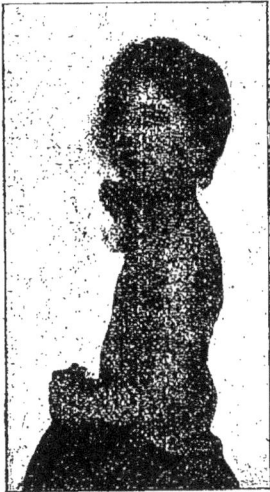

Fig. 9. — Gibbosité lombaire datant de 1 an 1/2.

Au point de vue de la paralysie, voici ce que j'ai observé. Sur huit enfants paralysés opérés par moi, j'ai vu six guérisons dans les huit jours qui ont suivi le redressement. Dans deux cas, aucun résultat, et, dans ces deux cas il est même survenu des escarres assez profondes par la pression de l'appareil plâtré. Je dirai donc à ce point de vue : il faut redresser les enfants paralysés; on a de grandes chances de les guérir ou d'améliorer leur état; si la guérison ne suit pas les dix ou quinze premiers jours, il faut se méfier des escarres que le malade — étant insensible — n'accuse

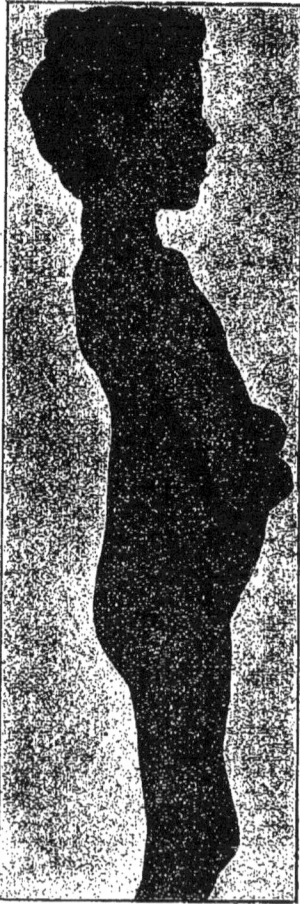

Fig. 10. — La même enfant redressée. (Voir Fig. 9).

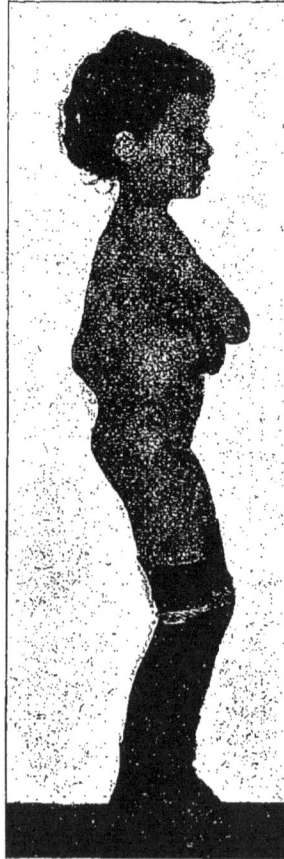

Fig. 11. — Gibbosité datant de 3 ans.

pas. Il faut surveiller de près tous les points comprimés et au besoin refaire un bandage moins serré.

Une fois j'ai vu une paralysie incomplète survenir dans les quinze jours qui ont suivi l'opération. On peut soutenir que les manœuvres n'y ont pas été étrangères, mais un paralysé sur 204 cas et par contre six guéris sur huit enfants paralysés avant l'opération !... Si l'on s'en rapporte à la statistique de Bouvier, c'est une fois sur trois maux de Pott que de son temps on observait la paralysie. Vous voyez par conséquent qu'elle survient très fréquemment avec les anciens traitements et qu'à ce point de vue encore mon traitement est supérieur à tous les autres. Quant aux abcès par congestion, j'en ai observé deux nouveaux ; par contre, des abcès existants se sont résorbés ; d'autres ont persisté ou même se sont développés. Actuellement, s'il existe des abcès par congestion saisissables, je les traite par les ponctions avant de pratiquer le redressement.

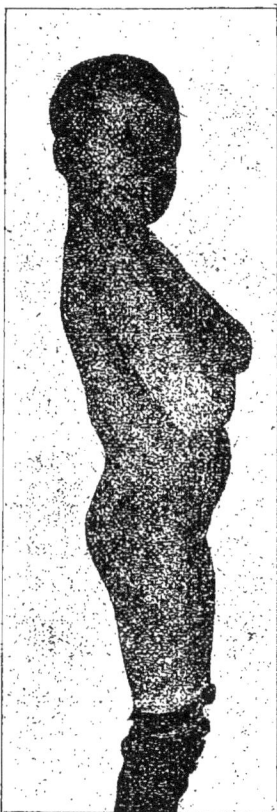

Fig. 12. — La même enfant redressée. (Voir *Fig.* 11).

Vingt de mes enfants opérés marchent ; ils avaient des gibbosités petites ou moyennes vieilles de quelques mois à trois ans ; par précaution je leur laisse des petits corsets que je n'hésiterai pas à leur laisser encore un an ou deux mais ils sont capables de marcher droits lorsqu'on les délivre de leur corset. Vous pouvez voir la photographie de quelques-uns de ces enfants à la fin de ce mémoire.

Pour savoir à quel moment on peut les laisser marcher,

je n'ai d'autre critérium absolu que la radiographie. Elle
démontre qu'il y a des réparations terminées à cinq, six, ou
dix mois, mais qu'il y en a d'autres qui ne sont pas com-
plètes à quinze mois,

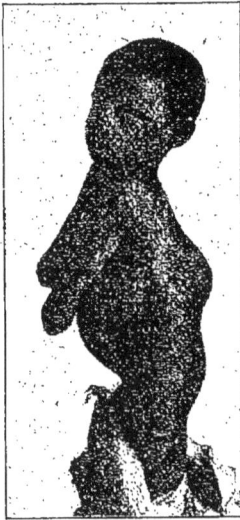

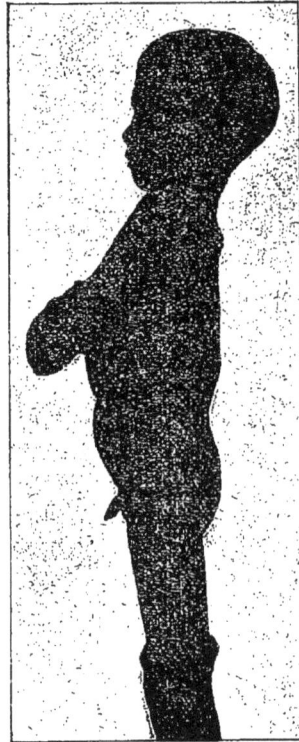

Fig. 13. — Gibbosité datant   *Fig.* 14. — Le même enfant redressé,
de 5 à 6 ans.   mais qui sera encore soumis à un repos
                                       de quelques mois par précaution.

Il y a quelques jours, j'ai examiné six enfants que j'étais
prêt à faire marcher après un an de traitement avec repos
au lit. Sur quatre, j'ai trouvé la réparation suffisante et sur
les deux autres réparation insuffisante. Chose étrange,

chez ces deux derniers existent des abcès qui, par la péné-
tration entre les deux segments, retardent probablement la
guérison. J'ai remis ces enfants au repos ; je ponctionne les
abcès et lorsque les abcès seront guéris depuis quelque
temps, je soumettrai de nouveau l'enfant à la radiographie.
Il est donc impossible de décréter d'avance à quelle époque
la marche sera permise à un enfant redressé. Pour les uns
il faudra attendre six mois, pour les autres un an, pour
d'autres davantage : c'est l'histoire de toutes les tuberculoses osseuses ou ostéo-articulaires. Il est impossible de
dire d'avance à quel moment la maladie sera terminée
dans tel cas particulier.

Les opposants ont dit que j'aurai des rechutes. Mais
c'est évident, répondrai-je ! Cela arrive si souvent pour la
coxalgie et pour la tumeur du genou, même après un traitement bien fait et après des années de repos ! Est-ce là
une raison de dire que le redressement de la hanche ou
du genou cesse d'être logique et même excellent ?

Les quelques photographies que je donne ici représentent
la moyenne de mes résultats. *Ce sont d'autres enfants que
ceux présentés à l'Académie.*

Voilà les gibbosités que les anciens traitements (car ces
enfants étaient soignés) avaient laissées se produire. Voilà
ce que j'en ai fait. Que les opposants et les contradicteurs
veuillent bien me montrer un résultat comparable aux
miens, obtenu avec leurs traitements...

Résumé et Conclusions.

Arrivé au terme de cette étude, je me crois autorisé à vous donner mon sentiment sur la portée de la méthode nouvelle.

Je suis le premier à dire que, dans cette voie à peine ouverte, où il faut avancer lentement et prudemment, quelques chirurgiens sont allés trop loin dès le début de leur pratique. Ces excès ne peuvent que retarder la vulgarisation d'une méthode appelée à rendre les plus grands services, pourvu qu'on ne veuille pas l'appliquer indistinctement et inconsidérément à tous les cas.

Ces exagérations et ces excès appelaient logiquement une réaction qui, à son tour, a dépassé le but. Il ne pouvait en être autrement : une adoption enthousiaste et une application trop étendue au début et peu après une réaction trop violente, allant jusqu'à la désapprobation, ne retrouvons-nous pas ces deux phases dans l'histoire de toutes les nouvelles conquêtes de la science ? Ainsi en a-t-il été par exemple pour les traitements de la luxation congénitale de la hanche !

Le temps a peu à peu raison des exagérations qui se sont produites dans l'un et l'autre sens et précise les cas où l'utilité de la méthode est indiscutable.

Pour que le traitement nouveau entre dans la pratique courante il faut, en premier lieu, *assurer sa parfaite innocuité.*

Je suis bien d'accord avec les opposants là-dessus. Ma technique primitive avait paru demander trop de force ;

je l'ai modifiée de point en point, sans relâche jusqu'à ce que j'ai été enfin bien assuré d'avoir atteint le but.

Actuellement, la manœuvre de correction dure quelques secondes ; elle se fait sans secousses avec une douceur extrême. Elle consiste dans une traction du rachis d'une valeur de 20 à 80 kilog., suivant les âges. Cette traction est suivie immédiatement de l'application des pouces d'un assistant de chaque côté de la gibbosité pour réaliser une pression de 15 à 40 kilog. Le redressement est fini ; je construis aussitôt l'appareil plâtré ; j'estime qu'ainsi modifiées les manœuvres de redressement représentent un traumatisme absolument insignifiant, ne pouvant jamais amener d'accident, soit dans le présent, soit dans l'avenir, et c'est aussi l'avis, je me permets de l'ajouter, des nombreux chirurgiens qui m'ont vu opérer à Berck.

Tenez-vous-en dans votre pratique pour le traitement de la tuberculose vertébrale à la correction obtenue par ces manœuvres si simples et si douces, que j'ai reconnues être suffisantes : elles vous donneront, en effet, dans les gibbosités récentes le redressement complet, et dans les gibbosités anciennes et plus marquées, la seule correction qu'il vous soit permis de rechercher au moins dans une première séance. Dans ce dernier cas, vous recommencerez ces manœuvres tous les trois ou quatre mois, au moment du renouvellement de l'appareil.

Quant aux gibbosités qui résistent entièrement à une traction de cette valeur, soyez très circonspect pour l'instant s'il s'agit d'un vrai mal de Pott : des manœuvres notablement plus vigoureuses étant au contraire permises lorsque vous êtes en présence de déviations rachidiennes non tuberculeuses, par exemple dans la scoliose.

Un redressement fait avec la douceur que j'ai dite, suivi d'un appareil de contention absolument parfait ; voilà en deux mots ce qui caractérise le traitement nouveau du mal de Pott, traitement très simple, qui est à la portée de tous les médecins.

*Il nous permettra d'améliorer plus ou moins grande-
ment les gibbosités volumineuses encore en évolution;
mais, surtout, ce qui est d'une importance absolument
capitale à mes yeux, il nous permettra d'obtenir la guérison complète sans difformité dans tous les cas peu
avancés, c'est-à-dire en réalité pour tous les maux de
Pott à venir (puisque en pratique nous voyons tous ces
enfants lorsque leur gibbosité ne date que de quelques
mois au maximum). Voilà le bilan du traitement nouveau. Faites le bilan des traitements anciens et vous
comprendrez que j'attende avec confiance votre jugement
et le jugement de l'avenir !*

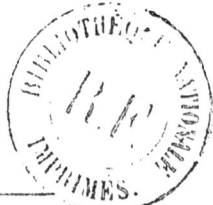

PARIS. — IMP. V. GOUPY, G. MAURIN, SUCC', RUE DE RENNES, 71.

INSTITUT INTERNATIONAL DE BIBLIOGRAPHIE SCIENTIFIQUE

Bibliothèque Circulante : Sciences Biologiques.
Fiches Bibliographiques circulantes. — Fiches Analytiques circulantes.
Traductions scientifiques. — Analyses scientifiques spéciales.
Renseignements bibliographiques — Bibliothéconomie.
Tables de Matières pour Journaux. — Confection de Catalogues de Bibliothèques.
Organisation de Congrès internationaux.
Comptes rendus de Congrès sténographiques et analytiques.
Administration de Sociétés Savantes.

Fondateur : **Dʳ Marcel BAUDOUIN.**

PARIS — 93, Boulevard Saint-Germain, 93 — PARIS

Un savant, qui a réalisé une expérience curieuse ; un critique, qui a à faire une étude d'ensemble sur un sujet scientifique donné, ont besoin de savoir ce que d'autres chercheurs ont vu, trouvé ou écrit avant eux, sur la même question. Comment, dans une ville où ils n'ont aucune bibliothèque scientifique importante à leur disposition, les mettre à même de se procurer les renseignements dont ils ont besoin ?

M. Marcel Baudouin a répondu à la question en créant la vaste organisation, actuellement unique au monde, qu'il a appelée l'*Institut international de Bibliographie scientifique*. C'est là une œuvre due uniquement à l'initiative privée, qui est destinée à remplir une lacune que les Gouvernements auraient dû combler depuis longtemps.

Cet Institut de Bibliographie comprend deux sections : l'une purement scientifique ; l'autre exclusivement commerciale. Toutes deux se complètent l'une l'autre et s'entr'aident fortement. Et, pour parler plus exactement, c'est la seconde qui fait vivre la première.

La première section constitue l'INSTITUT PROPREMENT DIT. — Elle se compose des services suivants : 1º *Bibliothèque scientifique circulante* (Prêt de livres à domicile, à Paris, en province ou à l'étranger). 2º *Service des Fiches Bibliographiques* (Indication sur *fiches mobiles* de tous les travaux parus dans le monde entier, dans les différentes branches des Sciences). Ces fiches sont *prêtées* par séries, classées par ordre idéologique comme les livres, ou *vendues*. 3º *Service des Fiches analytiques*. Ce sont des fiches plus détaillées que les précédentes, comprenant, en une quinzaine de lignes, l'analyse du travail demandée. Elles ne se font que sur commandes spéciales, et sont prêtées comme les livres, ou vendues, par exemple, aux journaux scientifiques. 4º Un service d'*Analyses scientifiques*. Si un savant désire qu'on lui analyse telle ou telle partie d'un ouvrage qui l'intéresse en 100, 200, 300 lignes, il lui suffit de s'abonner à ce service. 5º Un service de *Traductions scientifiques* (On exécute sur commande toutes les traductions). 6º Un service de *Recherches* ou *Consultations bibliographiques*. (On répond à toutes les questions posées pour tout ce qui a trait aux sciences pures et appliquées).

On peut s'abonner à chacun de ces différents services isolément, suivant ce dont on a besoin. Mais, quand on a souscrit à l'ensemble, on peut mener à bien n'importe quel travail d'ensemble, sans posséder dans sa bibliothèque un seul livre.

Supposons, en effet, qu'on ait à écrire sur « *l'Hystérectomie abdominale totale* ». Le service des *Fiches* permet de se procurer, par courrier, toutes les indications *bibliographiques* nécessaires. La *Bibliothèque* envoie ensuite les livres dont on a besoin et qu'elle possède. Si on ne lit pas l'allemand, l'anglais, ou d'autres langues étrangères, le service des *Fiches analytiques* adresse un court résumé de ces travaux étrangers. Si l'un d'eux intéresse plus particulièrement, le service des *Analyses* peut en procurer un résumé de 100 ou 200 lignes, et, s'il est indispensable de le lire en entier, on peut même vous en faire la traduction in extenso.

La devise inscrite dans les bureaux de l'Institut : « Exactitude scientifique et célérité », indique quel est l'esprit de cette innovation. D'ailleurs, ceux qui connaissent le Directeur de l'Institut savent quelles sont ses habitudes, ses tendances et son but : Mettre à la portée de tout curieux de la nature les éléments de travail que, jusqu'ici, on ne pouvait se procurer que dans les très grandes villes. C'est, en effet, l'idée de la Décentralisation Scientifique, dont il a été un des premiers champions, qui l'a amené à tenter de résoudre de cette façon si originale le fameux problème bibliographique, dont la solution menaçait de se faire attendre longtemps encore.

PARIS. — IMP. GOUPY, G. MAURIN SUCC, 71, RUE DE RENNES

www.ingramcontent.com/pod-product-compliance
Lightning Source LLC
Chambersburg PA
CBHW070713210326
41520CB00016B/4329